DISCUSSION

SUR

L'HYGIÈNE DES HOPITAUX

DISCOURS

PRONONCÉ

A LA SOCIÉTÉ DE CHIRURGIE

DANS LA SÉANCE DU 19 OCTOBRE 1864

PAR M. LÉON LE FORT.

PARIS

TYPOGRAPHIE DE HENRI PLON,

IMPRIMEUR DE L'EMPEREUR,

RUE GARANCIÈRE, 8.

1864

DISCUSSION

SUR

L'HYGIÈNE DES HOPITAUX.

Messieurs,

Avant d'aborder devant vous la question si importante de l'hygiène hospitalière, j'ai dû me demander quels étaient la cause et le but de cette discussion, quel devait en être l'objet, quelles pouvaient en être les limites.

Sa cause, vous la connaissez tous. La question de l'hygiène des hôpitaux ne se présente pas devant vous comme elle s'est présentée il y a deux ans à l'Académie de médecine, d'une façon indirecte, incidente, au milieu d'une discussion purement chirurgicale ; cette fois, c'est directement et à propos de la création d'un nouvel hôpital qu'elle réclame nos efforts et vos lumières.

Son but est trop élevé, trop important pour que nous ne cherchions pas à l'atteindre par la voie la plus directe. Il nous suffisait, il y a deux ans, de montrer d'une manière générale, par la comparaison des hôpitaux étrangers, les principales améliorations que réclamaient les nôtres ; aujourd'hui que la lumière s'est faite sur bien des points, notre but doit être d'empêcher des fautes qui cette fois seraient sans excuse.

Son objet doit-il être d'établir d'une manière générale les lois d'une hygiène spéciale ? Devons-nous limiter nos recherches aux généralités, sans descendre aux applications directes ; poser pour la construction des hôpitaux des règles en quelque sorte platoniques, mais contre lesquelles nous verrions s'élever comme autant de fins de non recevoir des objections basées sur les difficultés locales, matérielles, administratives et financières ? Non, Messieurs, telle n'est point mon opinion, telle n'est pas non plus la vôtre, je l'espère.

Plus l'on pénètre dans ces questions si importantes, plus on y rencontre de difficultés à généraliser quelques principes. Ainsi, dans les seules questions que je me propose aujourd'hui d'examiner devant vous, celles de la situation topographique et la dimension des hôpitaux, que de modifications apportent aux préceptes scientifiques l'étendue de la ville, le chiffre de sa population, sa pauvreté ou sa richesse, le mode d'assistance publique ou privée, le climat, le voisinage des montagnes ou des fleuves, la condition sociale des malades ! Que de modifications n'apporte pas aussi l'organisation politique des pays et des villes où les hôpitaux doivent s'élever !

Négliger complétement dans nos discussions ces considérations si importantes, c'est se réduire volontairement à l'impuissance. Je traiterai donc d'une manière générale la question de la situation des hôpitaux ; mais je n'oublierai pas que c'est à Paris, que c'est pour Paris que nous discutons, et j'aborderai franchement et résolûment la question de l'Hôtel-Dieu.

Plusieurs de nos collègues se sont demandé si la Société de chirurgie avait le droit de faire sortir ses discussions du domaine de la science pure, et plusieurs ont répondu par la négative. Cette opinion, je la repousse.

Que nos conclusions soient ou non favorables au projet émané de l'administration municipale, comment croire, sans lui faire injure, que cette administration, absolument incompétente en matière d'hygiène hospitalière, n'acceptera pas avec déférence l'avis d'une Société dans laquelle se trouvent réunis les chirurgiens de nos hôpitaux militaires et civils, c'est-à-dire ceux qui presque seuls peuvent la guider dans son entreprise ? D'ailleurs, Messieurs, la réponse (*officielle*, malgré les erreurs qu'elle renferme) faite aux articles de notre collègue M. Trélat n'annonce-t-elle pas « que le projet de l'Hôtel-Dieu subira » le contrôle de tous ceux qui doivent en connaître ? » Nous comptons sans doute dans ceux-là, et si en Belgique, en Russie, en Italie, en Prusse, en Angleterre, on n'élève pas un hôpital sans consulter le corps médical, ce serait, je le répète, faire à l'administration une injure grave que de supposer qu'il puisse en être autrement en France.

Sans doute, on paraît avoir décidé sans consulter le corps médical la question de l'emplacement de l'Hôtel-Dieu ; mais c'est qu'apparemment l'administration supérieure pensait que cette question n'avait aucune importance, que les raisons architecturales devaient

seules la guider dans son choix , que les hôpitaux doivent servir à
l'embellissement des villes, et même, comme celui de la Charité, au
développement du commerce et de l'industrie ; que l'on peut élever
des hôpitaux aussi facilement qu'on trace des rues, des places ou des
boulevards ; que la science de l'hygiène n'a rien à voir dans ces
questions, et que les malades guérissent aussi bien au centre qu'à la
circonférence des villes, dans les vallées que sur les collines.

Nous devons éclairer par nos discussions, guider par nos conseils,
qu'on les accepte ou non , ceux qui pourraient croire que le pouvoir
de faire donne la science de bien faire, défendre la vie de nos malades mise en péril par des projets témérairement conçus, empêcher
que nos nouveaux hôpitaux ne soient aussi meurtriers que les anciens,
éviter le retour de ces funèbres statistiques où sur 35 amputés de
cuisse nous trouvons 26 morts. Responsables devant la science, responsables devant notre conscience de la vie de nos malades, notre
abstention ne saurait être justifiée. Rappelons-nous qu'au-dessus de
l'autorité supérieure, à quelque hauteur qu'elle se place, il y a la vie
du pauvre à protéger, l'erreur à combattre, la vérité à défendre.
Suivons chacun le précepte : Fais ce que dois ! et si nous avons à
prononcer sans être entendus et écoutés le : *Caveant consules,* nous
aurons du moins *fait notre devoir.*

Lorsqu'il s'agit de la création d'un nouvel hôpital, la question de la
dimension du futur établissement, celle du chiffre de la population qu'il
devra abriter, doivent autant que possible être résolues tout d'abord.
Un hôpital ne doit pas être construit pour occuper ou remplir un espace choisi de terrain, c'est au contraire l'emplacement qui doit être
choisi suivant le plan adopté pour l'hôpital. Ce n'est qu'après avoir
discuté et décidé cette question que l'on doit aborder celle du choix
de l'emplacement, ou l'on s'expose à sacrifier dans la construction
bien des règles hygiéniques incompatibles avec l'étendue du terrain
primitivement choisi. Si telle me paraît devoir être dans la pratique
la marche à suivre, telle elle n'est pas forcément dans un débat scientifique, et j'examinerai tout d'abord la question de l'emplacement des
hôpitaux.

Les notions les plus élémentaires de l'hygiène générale doivent engager à placer vers la circonférence, et mieux encore en dehors des
villes, les établissements hospitaliers. Les malades y trouvent un air
plus pur, une tranquillité plus grande, et je serai tout à fait d'accord
sur ce point avec l'administration supérieure en disant avec la lé-
gende annexée au projet d'Hôtel-Dieu de Paris : « Celui qu'on re-
» cueille à l'hospice n'a qu'à gagner en santé et en calme à quitter
» les quartiers où les habitations se disputent l'air et la lumière pour

» se rapprocher de la campagne. » Malheureusement l'administration n'appliquait ces préceptes si sages aux infirmes que pour en exclure aussitôt les malades.

Les faits individuels dont chacun de nous a été témoin devaient faire accepter par tous cette vérité, que la mortalité, toutes choses égales d'ailleurs, doit être plus grande dans les hôpitaux, suivant l'importance de la population des villes où ils sont situés. Il eût été à désirer de pouvoir comparer à cet égard nos résultats avec ceux obtenus dans les hôpitaux des petites villes de province ; heureusement cette statistique, qui nous manque pour la France, je la trouve pour l'Angleterre dans le *Blue book* présenté cette année au parlement anglais par le comité médical du conseil privé. MM. Bristowe et Holmes, chargés de visiter les hôpitaux du Royaume-Uni, ont dressé dans leur rapport un tableau statistique et comparatif de la mortalité après les amputations faites pendant ces dernières années dans les hôpitaux de Londres, dans ceux des grandes villes d'Angleterre, et enfin dans ceux des petites villes, établissements auxquels ils donnent le nom d'hôpitaux ruraux. Ce tableau se résume de la manière suivante :

Mortalité pour cent opérés.

	Amputation de la cuisse.	Amputation de la jambe.	Amputation du bras.	Amputation de l'avant-bras.
Hôpitaux de Londres..	36	30,6	22,9	13,1
— provinciaux.	31,5	21	26,3	7,6
— ruraux. . . .	24	16,9	17,7	8,5

La différence déjà si grande eût été, j'en suis convaincu, plus marquée encore, si les rapporteurs avaient classé les hôpitaux suivant qu'ils sont à l'extérieur ou à l'intérieur des villes. Ne connaissant pas toutes les villes d'Angleterre dans lesquelles se trouvent les hôpitaux dont la statistique a servi de base à MM. Bristowe et Holmes, je n'ai pu faire cette distinction que pour Londres, Birmingham, Bristol, Leeds, Liverpool, Sheffield, Edinburgh, Glasgow et Dublin. En examinant les résultats donnés par les amputations de cuisse, j'arrive aux résultats suivants :

Hôpitaux situés au centre de la ville, 39,1 p. 100 de mortalité ;

Hôpitaux situés à la circonférence ou en dehors de la ville, 24,2 p. 100 de mortalité.

La situation exceptionnelle de Saint-Georges à Londres me l'a fait placer dans la seconde classe.

A ces avantages déjà si grands d'un air plus pur, d'une situation plus salubre, s'en joint un autre dont il me faut bien parler : le prix des terrains. Ce n'est pas là, croyez-le bien, Messieurs, une question étrangère au sujet. Cette raison d'économie a sans nul doute concouru avec les raisons d'hygiène pour engager les médecins et les administrateurs de presque toutes les villes d'Europe à placer les hôpitaux vers la circonférence ou en dehors des villes. C'est vers la circonférence que sont placés ceux de Saint-Pierre à Bruxelles, des Juifs à Hambourg, de Bavière à Liége ; les hôpitaux catholique, juif et la Charité royale de Berlin, le grand hôpital de Vienne, etc. C'est en dehors des habitations ou même des limites de la ville que sont placés ceux d'Aix-la-Chapelle, de Bonn, de Munster, de Hanovre, de Brême, de Kiel, de Copenhague, de Dantzig, de Leipzig, de Dresde, de Prague, de Trieste, de Munich, d'Augsbourg, de Stuttgard, de Francfort, de Zurich, etc. C'est en dehors de Moscou que sont situés les hôpitaux de la ville, de Galitzin, de Marie, de Paul Ier, le Grand Hôpital militaire, etc. C'est en dehors de Saint-Pétersbourg que se trouvent les hôpitaux que renferme l'Académie médico-chirurgicale.

Si des considérations particulières, sur lesquelles j'aurai à revenir, ont fait placer à l'intérieur de la ville la plus grande partie des hôpitaux de Londres, à Londres comme dans toute l'Angleterre, comme dans toute l'Europe, on reconnaît aujourd'hui la nécessité de placer autant que possible les hôpitaux en dehors des cités.

Sans doute, si la ville est petite, peu étendue, on peut, sans éloigner outre mesure l'hôpital de ceux qu'il doit secourir, le transporter à la campagne ; mais cela n'est plus praticable dans les villes qui, comme Londres, Vienne, Berlin, Saint-Pétersbourg, Moscou et Paris, occupent une vaste superficie ; de plus, les hôpitaux des grandes capitales servent le plus souvent à l'enseignement médical, et toutes ces raisons semblent devoir contraindre à construire ces hôpitaux dans le centre de la ville.

Qu'existe-t-il à cet égard dans les grandes capitales de l'Europe ?

L'organisation administrative et politique d'un pays, vous disais-je tout à l'heure, a son influence sur la solution de plusieurs questions d'hygiène hospitalière ; elle intervient dans celle de l'emplacement des hôpitaux.

A Londres, par exemple, les grands hôpitaux sont placés pour la plupart à l'intérieur de la ville. Ces hôpitaux, dont on a assez généralement mal compris l'organisation, sont absolument indépendants les uns des autres, comme ils sont aussi indépendants de la commune ou de l'État. Elevés et entretenus à l'aide de souscriptions volontaires, destinés non aux individus sans ressources, qui, dans les *workhouses,* sont secourus par la charité légale, mais aux souscripteurs ou à ceux auxquels ces souscripteurs délèguent leurs droits, ils sont le résultat ou plutôt l'objet d'une sorte d'association mutuelle contre la maladie. Nous avons à Paris des associations qui assurent leurs membres contre la misère par des secours pécuniaires, contre la maladie par des secours médicaux donnés par leurs propres médecins ; mais ces sociétés n'ont pas leur hôpital. En Angleterre, l'association a fait un pas de plus ; voulant et sachant être libre, elle n'a pas voulu du secours de l'Etat, sachant que secours veut dire ingérence d'abord et bientôt tutelle ; aussi, c'est par leurs seules ressources que des individus isolés ou réunis dans les mêmes ateliers, que les associations ouvrières, en élevant et en entretenant l'hôpital par leurs souscriptions, se sont assurés contre l'éventualité de la maladie.

Avec une pareille organisation, les hôpitaux devaient se fonder là où le besoin paraissait exister, là surtout où se présentait un nombre suffisant de souscripteurs, c'est-à-dire au centre des habitations, et cela avec d'autant plus de facilité que l'hygiène hospitalière n'avait guère encore montré les dangers des agglomérations urbaines ; mais c'est vers la circonférence de Londres que paraît devoir être construit le nouvel hôpital Saint-Thomas.

Fondés par la munificence de leurs souverains, les grands hôpitaux de Vienne, de Berlin, de Saint-Pétersbourg et de Moscou doivent leur situation vers la circonférence de ces capitales à des raisons d'hygiène, mais plus encore sans doute à des raisons d'économie ; il n'existe pas en Autriche, en Prusse, en Russie, d'administration centrale semblable à celle qui existe à Paris, et l'on trouve à côté de ces institutions royales des établissements particuliers construits là où ont cru devoir les élever d'illustres ou de riches fondateurs, où ont voulu les placer les associations ou les corporations qui les ont fondés et qui les entretiennent à leurs frais ; ainsi, c'est aux environs de la synagogue que se trouvent placés les hôpitaux israélites de Berlin, de Vienne, de Hambourg, de Francfort, etc.

A Paris, la centralisation de l'Assistance publique nous place dans une situation toute différente ; une administration puissante centralise les ressources et répartit les secours ; elle n'a à consulter que les besoins du plus grand nombre et non des intérêts particuliers : sa tâche est par cela même plus facile ; mais devant à tous ses secours, elle doit les mettre à la portée de tous ; et il semble dès lors impossible, à Paris comme dans les autres capitales, de concilier ces deux indications : éloigner l'hôpital du centre des habitations ; le rapprocher des malades qui viennent y chercher un asile dont ils ont parfois le plus urgent besoin. Cette difficulté n'est pas insurmontable, et j'espère vous démontrer que les grands hôpitaux nouveaux peuvent et doivent être reportés partout à l'extérieur des villes.

Les hôpitaux doivent être placés de manière à rendre les secours prompts et faciles ; ils doivent être répartis dans les différents centres d'agglomérations ouvrières : telle est la première objection qu'il me faut examiner.

Elle serait sans réplique, Messieurs, si tous les malades qui viennent réclamer les secours hospitaliers se trouvaient dans les conditions d'un malheureux victime d'un accident imprévu, atteint d'une fracture compliquée, d'une plaie grave, d'une hémorrhagie sérieuse, d'une inflammation aiguë de la poitrine ou des viscères abdominaux, etc. Il y aurait de graves inconvénients, il y aurait inhumanité, il y aurait même quelquefois danger pour sa vie, à faire parcourir à ce malade un long trajet avant de lui ouvrir l'asile qui doit le recevoir. Celui-là, nous devons le soigner, et, si nous pouvons, le guérir malgré les conditions fâcheuses que crée pour lui le voisinage des agglomérations urbaines, où les habitations, comme le dit le projet administratif, se disputent l'air et la lumière.

Mais tous les malades se trouvent-ils dans ces conditions? Non, Messieurs, et vous du moins, vous savez quels sont, à cet égard, les besoins réels de la population ouvrière. C'est à peine si un dixième de ceux auxquels les hôpitaux donnent asile se trouve dans ces conditions d'urgence. Sans doute, en chirurgie, l'urgence est quelquefois absolue; mais c'est aussi en chirurgie que cette absence d'urgence dans les secours se montre le plus souvent et au plus haut degré. Quel inconvénient peut-il y avoir à diriger vers un hôpital éloigné, fût-il hors de la ville, le malade atteint d'affections oculaires, de nécroses anciennes, de tumeurs qu'il porte depuis des mois ou des années? car celui-là quitte souvent son travail pour venir nous demander conseil, et il y retourne jusqu'au jour où il lui convient de se faire opérer. Pour lui, l'heure du danger peut être reculée avec l'opération. Mais quand après l'opération le danger est venu, combien n'est-il pas aggravé par le séjour dans un hôpital trop central? Diminuer pour les malades les périls des opérations que nous devons leur faire subir, les soustraire aux inconvénients si graves des hôpitaux placés au centre des cités, faire autant que possible pour le pauvre ce que vous faites, Messieurs, avec la raison que donne l'expérience, pour les malades plus favorisés de la fortune et que vous opérez à Versailles, à Saint-Germain, enfin hors Paris, c'est une nécessité d'hygiène, c'est une loi d'humanité.

Il est donc désirable d'avoir dans les grandes villes, et surtout à Paris, où l'assistance publique se trouve centralisée, deux espèces d'hôpitaux. Les uns, que j'appellerais volontiers *hôpitaux de secours,* seraient répartis, suivant les besoins, dans les quartiers populeux.

Renfermant, suivant l'importance de la population circonvoisine, 80, 100, et s'il le faut même, mais exceptionnellement, 150 lits, constituant un service de chirurgie, un ou deux services de médecine; destinés le plus souvent à des maladies graves, leur disposition intérieure sera différente de celle des autres hôpitaux, et les petites salles d'un ou deux lits seront les plus nombreuses.

Les autres, véritables hôpitaux généraux, seraient placés à l'extérieur des villes: pouvant, sans d'excessives dépenses, s'étendre sur une vaste étendue de terrain, ils pourront renfermer quatre cents malades, répartis dans des bâtiments isolés et éloignés les uns des autres. La disposition intérieure de ces bâtiments variera avec leur destination à la médecine ou à la chirurgie, aux affections contagieuses, aux grands opérés, etc., et l'hôpital ainsi construit pourra, dans de vastes jardins, contenir ce que nous voyons aujourd'hui institué et établi avec tant d'avantages à Saint-Pétersbourg, à Moscou, à Leipzig, à Berlin; des hôpitaux d'été.

Une seconde objection se présente tout d'abord. *Comment transporter les malades du centre d'une grande ville dans des hôpitaux placés à une certaine distance hors de ses murs?*

Il ne faudrait pas s'exagérer cette difficulté, même s'il s'agissait de transporter dans ces hôpitaux tous les malades, quelle que puisse être leur maladie. Nos collègues militaires savent mieux que nous que le nombre des blessés, et non leur qualité, fait, après une bataille, la principale difficulté du transport. Cette difficulté diminue avec les nouveaux perfectionnements apportés aux ambulances, et j'ai pu voir, il y a quelques mois, au siége de Duppel, avec quelle facilité on pouvait, grâce au brancard à roues des chevaliers de Saint-Jean de Jérusalem, transporter à plusieurs lieues de distance les blessés les plus graves.

En 1859, chargé de conduire de Milan à Vérone, pour les rendre à leurs compatriotes, des Autrichiens blessés et prisonniers, j'ai pu voir aussi quelle ressource immense nous offraient à cet égard les chemins de fer, qui longent toujours et entourent quelquefois les grandes villes. A Paris, n'aurions-nous pas d'ailleurs une autre ressource, si nos futurs hôpitaux étaient placés en dehors de la ville, près des bords de la Seine? Ne pourrions-nous pas, avec un seul petit bateau à vapeur d'un entretien peu coûteux, y transporter rapidement et sans secousses nos malades, y transporter même quelquefois leurs familles? Enfin, il me faut bien faire remarquer que l'hôpital de secours devant recevoir les malades peu transportables, ceux qui seraient dirigés sur les hôpitaux généraux se trouveraient dans une situation analogue à ceux que l'administration dirige chaque jour sur les asiles de Vincennes et du Vésinet. Il n'y a donc, de ce côté, aucune objection sérieuse.

Le troisième argument présenté à l'appui de l'opinion qui s'oppose à l'éloignement des établissements hospitaliers, est basé sur la nécessité de ne pas *priver le malade de la consolation que lui apporte la visite de sa famille, et de ne pas forcer l'ouvrier à perdre une journée tout entière pour aller loin de sa demeure à l'hôpital où se trouve sa femme ou bien l'un de ses enfants.* Cette objection a déjà été faite par l'honorable M. Davenne, dans la discussion à l'Académie de médecine, et elle aurait pour moi une très-grande valeur si je n'envisageais que son côté moral et affectif. Ennemi de la substitution de l'État à l'individu, convaincu que le progrès pour les classes ouvrières réside dans la substitution de la famille à l'État, de l'initiative individuelle et de la solidarité à la protection, de l'émancipation par le travail et la prévoyance aux secours de la charité officielle, j'appelle de tous mes vœux le jour où l'hôpital sera pour l'ouvrier une ressource exceptionnelle, le jour où l'assistance à domicile, remplaçant pour lui l'assistance hospitalière, relèvera le sentiment de sa dignité, lui fera mieux comprendre les droits et les devoirs de la famille; car il comprendra mieux alors ses devoirs et ses droits d'homme et de citoyen. Aussi, tout en sachant que les secours à domicile tels qu'ils sont établis aujourd'hui demandent quelques réformes, ils n'en constituent pas moins pour l'administration de l'Assistance publique un titre à la reconnaissance des classes ouvrières, un droit à nos éloges, et je suis heureux de pouvoir les lui adresser de grand cœur.

Aujourd'hui malheureusement l'hôpital est et sera longtemps encore une nécessité sociale, et ce que nous devons chercher, c'est à en diminuer les inconvénients. Quant à l'objection que j'examine, je pourrais y répondre d'une manière générale en disant : L'objet de l'hôpital est avant tout de guérir le malade, et, sans nier l'influence du moral sur le physique, entre deux maux il faut choisir le moindre : il vaut mieux rendre les visites des parents plus rares ou plus difficiles si nous avons en échange l'espoir plus fondé de rendre guéri à sa famille, après l'en avoir momentanément éloigné, un malade qui aurait peut-être succombé s'il eût été soigné dans un hôpital central.

Cette objection, déjà faite si souvent, est-elle fondée pour Paris, même dans l'état actuel des choses, même pour l'Hôtel-Dieu tel qu'il existe? Non, Messieurs. J'ai voulu savoir à quoi m'en tenir à cet égard, et j'ai relevé l'indication de l'arrondissement habité par un certain nombre de malades pris au hasard. Mon enquête, faite le 17 août dernier, a porté sur les 72 malades couchés ce jour-là salle

Sainte-Jeanne, à l'Hôtel-Dieu, et ils se répartissent sous ce rapport de la manière suivante :

Domiciliés dans le 1er arrondissement,			6	malades.
—	2e	—	5	»
—	3e	—	6	»
—	4e	—	8	»
—	5e	—	7	»
—	6e	—	4	»
—	7e et 8e	—	0	»
—	9e	—	1	»
—	10e	—	7	»
—	11e	—	1	»
—	12e	—	2	»
—	13e	—	1	»
—	14e	—	2	»
—	15e	—	1	»
—	16e	—	1	»
—	17e	—	2	»
—	18e	—	3	»
—	19e	—	2	»
—	20e	—	6	»
Domiciliés dans la banlieue,			3	»
Venant de la province,			1	»

72 malades.

Comme on le voit, plus de la moitié de ces malades appartenaient à des arrondissements éloignés et se trouvaient par conséquent loin de leurs familles. D'ailleurs ne savons-nous pas à quoi nous en tenir à cet égard? Vous connaissez les odyssées de nos malades : celui-ci vient de la barrière Fontainebleau à la Pitié demander un lit au médecin chargé de la consultation ; faute de place dans l'hôpital, il va au Bureau central, qui le dirige sur Beaujon ; tandis que dans le même temps un malade venu de Montmartre accomplit en sens inverse une pérégrination pareille qui le mène à la Pitié. Ces deux malades, on en conviendra, ne sont guère placés près de leurs familles, dont les visites du reste ne sont permises que le jeudi et le dimanche d'une heure à trois heures, sauf le cas de maladie très-grave. Restons donc dans la vérité des choses ; gardons-nous des exagérations, et tout en reconnaissant l'inconvénient de l'éloignement des hôpitaux, sachons reconnaître quels avantages bien autrement sérieux lui servent de compensation puissante.

Il est une quatrième objection que ne feront ni les malades ni les administrateurs, mais que vous ne manquerez pas de faire, et je dois y répondre d'avance : *Un hôpital situé hors des grandes villes impose au médecin et à ses aides des déplacements considérables.*

Je pourrais répondre à cette objection que l'hôpital est fait pour le malade et non pour le médecin. Si l'hôpital de Gœttingue fut placé par le roi de Prusse dans une assez mauvaise situation, mais près de la maison du vénérable Langenbeck, c'est un acte de déférence envers l'âge et la science qui honore celui qui en fut l'objet; c'est une conduite qu'il ne faudrait pas imiter, mais c'est un danger que ne nous fait pas redouter la manière dont la France honore ses illustrations médicales.

Cette objection, du reste, n'existe pas pour les hôpitaux étrangers. En Angleterre, en Suisse, en Hollande, en Italie, en Prusse, en Russie, dans les Etats allemands, partout enfin, sauf en France et en Belgique, les médecins sont presque toujours chargés de la direction immédiate des hôpitaux; ils y habitent pour la plupart, et la situation matérielle qui leur est faite permet ainsi à quelques-uns de se consacrer uniquement au service des malades, au culte de la science; ils peuvent ainsi ne demander qu'à l'étude ce que nous sommes obligés de demander à l'exercice de la profession, en France où l'on trouve juste d'invoquer au nom de l'humanité, pour les médecins, mais non pour les administrateurs, la gratuité des services. Cette différence profonde m'a vivement frappé dans mes études sur les hôpitaux étrangers; et si je puis dire avec orgueil : On trouve en Europe de glorieuses individualités, mais on n'y trouve nulle part un ensemble de médecins aussi habiles, aussi expérimentés dans la pratique de l'art que le corps des médecins des hôpitaux de Paris, je dis avec tristesse, mais avec la même conviction : C'est à l'obligation où nous sommes de sacrifier l'étude désintéressée de la science à la nécessité de l'exercice de la profession, que j'attribue l'existence en Angleterre, en Allemagne, d'un plus grand nombre d'individualités, de publications et de travaux scientifiques; que j'attribue enfin notre infériorité naissante à l'égard des sciences qui ne s'appliquent pas directement au traitement des malades.

La création des hôpitaux généraux tels que je les conçois, tels qu'ils fonctionnent ailleurs, permettrait ainsi à quelques vrais savants, préférant à la recherche de la richesse celle de la vérité, de se dévouer uniquement au culte de la science, au soin des malades reçus dans l'hôpital; comme eux, leurs élèves devraient y avoir leur demeure, et l'on pourrait difficilement opposer à ces observations des objections purement pécuniaires; il n'est pas besoin dans un hôpital consacré uniquement à la guérison des malades du nombreux état-major qui entoure trop souvent sans utilité les lits de nos hôpitaux, et ceci me conduit, Messieurs, à examiner cette dernière objection : *L'instruction qu'offre l'hôpital ne doit pas être perdue pour les élèves, et les grands hôpitaux devant renfermer les cliniques ne peuvent sans inconvénients être éloignés du centre.*

Quel est à cet égard l'état des choses dans les grandes capitales de l'Europe ?

Londres avec son organisation spéciale a presque autant d'écoles de médecine que d'hôpitaux généraux ; ceux-ci se trouvant disséminés dans des quartiers très-divers, il n'existe pas de centre d'étude ; il n'y existe pas, si vous me permettez le mot, de quartier Latin.

A Berlin, à Vienne, à Pétersbourg, les choses sont toutes différentes, et la concentration y est portée aussi loin que possible.

A Berlin, le grand hôpital de la Charité, renfermant presque toutes les cliniques de médecine, de chirurgie, d'accouchement, d'aliénation mentale, et de plus l'amphithéâtre dans lequel Virchow fait ses cours d'anatomie pathologique, est situé à une des extrémités de la ville, et c'est dans des rues voisines que se trouvent la clinique chirurgicale de Langenbeck et la clinique libre de Von Græfe.

A Vienne, le trop grand Hôpital général, placé également dans un des faubourgs de la ville, concentre les cliniques médicales et chirurgicales de Skoda, d'Oppolzer, de Schuh, de Dumreicher, la clinique ophthalmologique d'Arlt, la clinique d'accouchement et de gynécologie de Braun, des maladies de la peau et de syphilis des professeurs Hébra et Sigmund ; les cours de Rokitanski se font dans le magnifique bâtiment consacré à l'étude de l'anatomie et de la chimie pathologique ; dans les environs immédiats se trouvent l'asile des aliénés, l'hôpital des enfants Sainte-Anne, l'hôpital militaire, l'Académie Joséphine, etc. Malheureusement l'Hôpital général de Vienne, élevé en 1784 par Joseph II, renferme plus de deux mille malades ; c'est pour moi un des hôpitaux de l'Europe les plus défectueux, et il peut montrer que si son impérial fondateur connaissait l'art de gouverner les peuples, il ne connaissait guère l'hygiène hospitalière.

La Charité de Berlin renferme 1,100 malades, l'hôpital de Vienne en renferme le double ; nous ne prendrons, sous ce rapport, nos modèles ni à Vienne ni à Berlin.

A St-Pétersbourg, c'est tout à fait en dehors de la ville et de l'autre côté de la Néva que se trouve l'Académie médico-chirurgicale, le plus grandiose, le plus splendide établissement d'instruction médicale qui existe au monde, renfermant des cliniques de médecine, de chirurgie, d'accouchement, de maladies des femmes et des enfants, d'a-

liénation mentale, de médecine légale ; des écoles pratiques d'anatomie, de chimie, de pharmacie ; mais tout cela placé isolément, au
milieu d'immenses jardins, et couvrant une superficie de plusieurs
kilomètres.

A Paris, malheureusement, rien de pareil n'existe et n'existera
peut-être de longtemps ; je le regrette, car il est encore un principe
que je pose et qui est appliqué à l'étranger ; c'est celui de la séparation et de la distinction des hôpitaux généraux dépendant de l'assistance publique et celle des hôpitaux d'instruction.

Cette séparation est indispensable, parce que l'hôpital d'instruction
doit être construit, comme je le montrerai ailleurs, d'une façon absolument différente d'un hôpital ordinaire. Pouvant se rapprocher de
la circonférence de la ville, mais ne pouvant que difficilement en
franchir les limites ; devant renfermer exceptionnellement quatre ou
cinq cents malades ; exigeant pour combattre efficacement ces deux
inconvénients un développement d'espace considérable, il exige par
cela même une dépense très-grande ; élevé dans le but principal de
donner au nom de l'État l'éducation médicale, il doit être construit
aux frais de l'État, et non avec le bien du pauvre. Le bien du pauvre
ne doit être dépensé qu'au profit exclusif du pauvre, et il n'est pas
permis d'en distraire la plus faible part pour la faire concourir à
l'exécution d'autres projets. Mais, en vertu du même principe, c'est
à la caisse des hôpitaux, au budget de l'Assistance publique que doivent incomber les dépenses de l'entretien et de la nourriture des malades traités dans les hôpitaux d'instruction.

Notre nouvel Hôtel-Dieu renfermera, dit-on, les cliniques de la Faculté, je regrette que la suppression de l'ancien hôpital ne se lie pas
d'une manière directe au déplacement de la Faculté de médecine ou
à sa reconstruction par l'État, à l'utilisation pour l'enseignement du
bel amphithéâtre d'anatomie de l'Administration des hôpitaux, et
aussi à l'utilisation plus générale et plus facile du jardin botanique et
des collections du Muséum, au transfert de la ménagerie du Jardin
des plantes dans les vastes terrains qui avoisinent le jardin d'accli-
matation, à la suppression discutée jadis de l'Entrepôt des vins,
à la création enfin d'un établissement scientifique digne de Paris et
de la France.

Ainsi, Messieurs, sans aborder encore l'étude du choix de l'emplacement pour notre futur Hôtel-Dieu, je puis résumer ces considérations générales dans les propositions suivantes :

Les villes dont la population n'excède pas cent mille habitants doivent construire leurs hôpitaux loin du centre des habitations.

Les capitales ou les villes occupant une large superficie de terrain doivent avoir :

1° des hôpitaux de secours destinés aux malades d'urgence et répartis suivant les centres d'agglomérations ouvrières; consistant, pour les malades, en un bâtiment unique isolé sur toutes ses faces, renfermant, sauf exception, un maximum de cent lits, desservi par un ou plusieurs médecins non résidants, des internes résidants et des élèves libres, ayant un service de consultation et un traitement interne.

2° Des hôpitaux de 350, 400 ou même 450 lits, placés hors de la ville, formés de bâtiments très-espacés les uns des autres, divisés en hôpital d'hiver et hôpital d'été, desservis par des médecins résidants et non résidants, par des internes logés dans l'établissement.

3° Un hôpital d'instruction, spécialement destiné à l'enseignement clinique des diverses branches des sciences médicales et chirurgicales.

Après avoir considéré d'une manière générale cette question de l'emplacement des hôpitaux, il n'est pas inutile, je crois, de l'envisager spécialement pour Paris.

A Paris, une seule administration, sous le nom d'Assistance publique, concentre dans les mêmes mains la mission de soulager la misère et la maladie. Cette concentration des ressources de la bienfaisance, ce qui est un bien, a amené une confusion trop fréquente dans la manière dont ces secours se dispensent, ce qui est un mal ; mal fort excusable, puisqu'il est amené par le trop grand désir de faire le bien, je reconnais tout le premier les difficultés de la tâche qui incombe à l'administration de l'Assistance publique.

Tout malade atteint d'une affection nécessitant les secours de la médecine ou de la chirurgie, pouvant être soulagé, amélioré ou guéri par des soins journaliers, mais ne pouvant trouver chez lui les conditions matérielles indispensables à sa guérison, doit trouver asile dans les hôpitaux; telle est la loi d'humanité que nous impose notre organisation sociale. *Le malade seul doit y trouver accès :* telle est aussi la loi de l'hygiène et d'une bonne administration.

Qu'existe-t-il à cet égard? Jetons un coup d'œil sur les malades couchés dans nos salles : le plus grand nombre se trouvent dans les conditions que je viens de poser, et si parmi eux il en est d'atteints d'affections incurables, de cancers inopérables, de phthisie, etc., des raisons morales devaient leur ouvrir encore l'hôpital ; car il ne faut pas qu'en entrant dans des hôpitaux spéciaux ouverts (comme à Londres) aux cancéreux, aux phthisiques, ils trouvent écrit sur la porte de ce triste asile, la désolante inscription de l'enfer du Dante. Laissonsleur l'espérance, cette illusion sans cesse renaissante, et n'inscrivons

pas davantage au frontispice de quelques-uns de nos établissements :
« Hospice des incurables. »

La maladie de quelques autres demanderait à peine un conseil et
quelques pansements ; mais ce sont de pauvres ouvriers vivant au
jour le jour, sans ressources, sans épargnes ; pour eux, à la moindre
cessation de travail, quelle qu'en soit la cause, le dénûment arrive,
et nous leur donnons un lit, non parce que leur maladie le demande,
mais parce que l'humanité nous oblige à leur donner à l'hôpital l'abri
qu'ils ne pourraient trouver ailleurs.

Ceux-ci sont des malheureux qui n'ont d'autre maladie que celle de
la misère et de la faim ; ceux-là enfin des infirmes, des vieillards, qui
viennent attendre dans nos hôpitaux que s'ouvre pour eux la porte
d'un hospice.

Il y a là, Messieurs, une confusion regrettable. Donnons un asile
aux malheureux, laissons l'hôpital aux malades ; car les lits qu'occupent ces infirmes, ces vieillards, ces malheureux sans abri et sans
pain, c'est aux malades trop souvent qu'ils les prennent. Combien de
fois ne sommes-nous pas obligés, faute d'un lit d'hôpital, de refuser
nos secours, de laisser s'aggraver jusqu'au lendemain une maladie que
nos soins donnés la veille auraient pu guérir ! Combien de fois ne se
représente pas l'alternative où j'étais encore hier ou de refuser un lit
à un blessé, ou d'augmenter par un brancard le dangereux encom-
brement d'une salle trop remplie, et cela parce que l'insuffisance des
hospices et l'absence d'asiles spéciaux maintenaient depuis plusieurs
mois dans l'hôpital des vieillards qu'il faut secourir sans nul doute,
mais qu'on ne secourt de cette manière qu'au détriment de la vérita-
ble bienfaisance !

Augmenter à Paris le nombre des hospices ; créer des maisons de
refuge ou de travail analogues, mais non semblables, aux *workhouses*
anglais, dans lesquelles l'ouvrier privé de travail par le chômage des
ateliers ou par une indisposition légère puisse trouver du travail, ou
seulement un asile et du pain ; organiser dans tous les hôpitaux pour
les malades du dehors un traitement extérieur sur une base plus large
que nos consultations, se sont des problèmes d'assistance publique
dont je ne puis ici aborder la solution, et je dois me borner, après
vous avoir montré la nécessité de distinguer les secours donnés aux
pauvres et ceux donnés aux malades, à chercher avec vous la meil-
leure manière de secourir ces derniers.

Appliquant ces principes à Paris où existe la centralisation hospitalière ; où le système de secours, quelque amélioration qu'il doive
subir, est supérieur dans son ensemble à ce qui existe dans aucune
capitale de l'Europe, je voudrais voir :

Paris, sous le rapport des secours *médicaux* donnés aux classes ouvrières et indigentes, divisé en arrondissements hospitaliers, en les combinant autant que possible avec les arrondissements administratifs.

Chacun de ces arrondissements aurait son hôpital de secours placé vers son centre, et son hôpital général, qui serait pour les nouveaux hôpitaux à créer placé en dehors ou vers la circonférence de Paris.

L'hôpital de secours, renfermant de 80 à 120 lits divisés en un service de médecine et un de chirurgie, serait le siége d'une consultation et d'un traitement externes quotidiens; il serait en même temps le chef-lieu du traitement à domicile de l'arrondissement hospitalier.

La consultation, où des médicaments pourraient être gratuitement délivrés aux indigents munis de la carte d'indigence délivrée chaque année par le maire de leur arrondissement municipal, constituerait un service extérieur où le malade, régulièrement inscrit sur un registre, comme le *out patient* des hôpitaux anglais, serait traité dans les cas d'affections légères n'exigeant ni le séjour dans sa demeure ni l'admission à l'hôpital.

Le service de l'hôpital, outre les médecins et chirurgiens titulaires, serait fait pour chaque service de médecine et de chirurgie par un interne et un nombre variable d'externes libres.

Un médecin et un chirurgien du Bureau central seraient attachés à chaque hôpital de secours. Ils seraient chargés de remplacer dans leurs services les médecins et chirurgiens titulaires, de diriger le traitement externe et le service de secours à domicile, dont la haute surveillance appartiendrait toujours aux médecins et chirurgiens titulaires de l'hôpital.

Les docteurs en médecine chargés du service à domicile, directement reliés par leur service à l'hôpital de secours, pris autant que possible parmi les internes sortant des hôpitaux, seraient nommés au concours. La durée de leurs fonctions pourrait être limitée.

Un service de deux ans au moins dans les secours à domicile pourrait seul donner droit à concourir pour les places de médecin et de chirurgien du Bureau central.

Les médecins et chirurgiens du Bureau central, au fur et à mesure des vacances et d'après leur ordre de nomination, prendraient place comme titulaires des services de médecine et de chirurgie des grands hôpitaux généraux, des hôpitaux spéciaux et des hôpitaux de secours.

Dans les arrondissements hospitaliers où cela serait possible, se rattacherait aussi à l'hôpital de secours une polyclinique de médecine,

.de chirurgie et d'accouchements faite sous la direction des médecins et chirurgiens titulaires, par des élèves en médecine ayant accompli leurs quatre années d'études.

Un grand hôpital d'instruction pouvant contenir 400 à 450 malades renfermerait toutes les cliniques de médecine et de chirurgie.

Des difficultés pratiques nombreuses rendraient ce plan irréalisable immédiatement dans toutes ses parties; les difficultés financières ne seraient pas les moins grandes; mais ce ne sont pas les millions dépensés que je critique, c'est leur mauvaise application que je blâme. Quoi qu'il en soit, après avoir étudié depuis plusieurs années et visité successivement presque tous les hôpitaux importants de l'Europe, telle est la voie dans laquelle me paraîtrait devoir marcher notre assistance publique et hospitalière.

Théoriquement et pratiquement, la question de l'emplacement des hôpitaux se rattache intimement à celle des dimensions qu'il doit avoir, de la population qu'il doit abriter. Il ne faut plus que notre siècle voie s'élever de ces hôpitaux de 1,000 à 1,200 malades, à moins qu'on ne puisse, comme à Saint-Pétersbourg, isoler à tel point les différents services que l'hôpital occupe une superficie de plusieurs kilomètres. Cette condition d'isolement peut seule justifier des hôpitaux de 500 à 600 malades; mais elle entraîne la nécessité de tels emplacements qu'on ne peut guère les trouver qu'à l'extérieur des villes, et au prix de grands sacrifices pécuniaires. L'étendue du terrain choisi doit s'accroître en effet non proportionnellement, mais suivant une progression que j'exprimerai par les chiffres 1, 3, 6, 10, 15, 21, 28, 36, ce qui donnerait comme minimum de superficie, pour un hôpital de 100 malades, 2,500 mètres; — 200, 7,500; — 300, 15,000; — 400, 20,000; — 500, 37,500; — 600, 52,500; — 700, 70,000; — 800, 100,000.

Les résultats statistiques de la mortalité après les amputations peuvent encore nous montrer que l'influence fâcheuse de l'agglomération des malades sur un même point croît avec le chiffre des lits que renferme l'hôpital. Ce n'est pas tout qu'un hôpital soit largement isolé des habitations voisines, il faut encore que les bâtiments qui le composent soient fort éloignés les uns des autres, qu'ils constituent en quelque sorte comme autant d'hôpitaux. C'est ce que n'ont pas compris ceux qui ont élevé Lariboisière, Saint-Jean à Bruxelles, ceux qui terminent en ce moment l'hôpital Rudolph à Vienne.

Cette influence de l'agglomération des malades dans un centre restreint apparaît dans tout son jour dans la statistique suivante, dont je trouve également les éléments dans le *Blue book* de 1864 et dans les statistiques antérieurement publiées de Guy's hospital et de l'infirmerie de Glasgow. Cette statistique porte sur 57 hôpitaux d'Angleterre et sur 2,528 amputations ; je l'ai établie pour les amputations de la cuisse et de la jambe, suivant la quantité de lits que renferme chacun d'eux ; en les divisant en quatre classes, les chiffres suivants résultent de ce rapprochement :

	MORTALITÉ POUR 100 AMPUTÉS.	
	Cuisse.	Jambe.
Hôpitaux n'excédant pas 100 malades. . . .	25,3	17,7
— renfermant de 100 à 200 malades. .	30,7	19,2
— — 200 à 400 malades. .	37,5	22,4
— — 400 malades et au delà.	40,0	32,1
Hôpitaux de Paris, 1861.	74	70

Cette influence, déjà si visible, apparaîtra encore davantage si nous rendons notre comparaison plus exacte encore en ne prenant pour exemple que des amputations faites pour causes pathologiques, moins variables dans leur gravité que les causes traumatiques. L'amputation de la cuisse pour cause pathologique a donné dans les hôpitaux d'Angleterre déjà cités les résultats suivants :

	Mortalité pour 100.
Hôpitaux n'excédant pas 100 malades.	6,6
— renfermant de 100 à 200.	20,2
— — 200 à 400.	24,0
— — 400 malades et au delà. .	35,9

On ne saurait ici invoquer cette fin de non-recevoir si exagérée, si souvent reproduite, basée sur la différence des races, sur l'infériorité physique et morale de la race française sur la race anglaise, triste argument qu'invoquent trop souvent les adversaires de nos recherches statistiques, car la comparaison ne porte cette fois que sur des établissements placés en Angleterre, et les différences individuelles s'effaceraient du reste devant le chiffre des hôpitaux (57) et le nombre des amputations (2,528).

Je n'insiste pas plus sur les avantages et les inconvénients des petits et des grands hôpitaux, sur leurs dimensions et sur le chiffre de leur population ; car si un architecte, un ingénieur, un administrateur ne voient dans toutes ces questions qu'une certaine quantité de mètres cubes d'air à donner ou à souffler à chaque malade, il y a longtemps que vous, Messieurs, qui savez ce que c'est qu'un malade et un hôpital, vous avez condamné les grands hôpitaux.

Il me reste à examiner maintenant quelle doit être la situation topographique des hôpitaux ; je serai bref sur ce point, car le problème se représente avec des conditions spéciales pour chaque hôpital en particulier, pour chaque ville, pour chaque pays. Cependant on peut dire qu'il faut autant que possible placer l'hôpital dans un lieu découvert, vers le haut des collines plutôt que dans les plaines, dans les plaines plutôt que dans les vallées. On peut se rapprocher des fleuves quand leur eau est limpide, leur cours rapide, surtout quand on peut placer l'hôpital sur une colline voisine de leurs bords; on doit au contraire s'éloigner des rivières où l'eau peu profonde, peu rapide, est fréquemment chargée de détritus organiques en voie de décomposition. Il faut rechercher les terrains granitiques, siliceux ou calcaires, éviter les terrains marécageux, bas ou humides, les terrains d'alluvion, et surtout les îles, lorsque celles-ci ne sont pas toutefois assez larges pour constituer un petit continent. Il faut abriter l'hôpital des vents du nord, l'exposer à la bienfaisante influence du sud, chercher pour lui l'aération, mais le mettre à l'abri des courants d'air violents.

Ce que je viens de dire peut déjà vous faire pressentir quelle est mon opinion quant à la valeur hygiénique de l'emplacement choisi pour le futur Hôtel-Dieu. Il réunit à peu près toutes les conditions mauvaises. Le sol est un terrain humide et bas, qui n'a dû son exhaussement qu'à l'accumulation des débris et des ruines de plusieurs siècles, où se sont infiltrées les déjections de toutes les générations parisiennes, où s'infiltrent les eaux de la Seine. Vous avez pu voir ce qui existe en jetant un coup d'œil sur les travaux faits pour creuser les fondations d'une nouvelle caserne, et vous avez pu constater en même temps à quelle profondeur et au prix de quelles dépenses il faut aller chercher la base solide d'un puissant édifice.

La Cité est au fond de cette vallée dans laquelle coule à cet endroit la Seine; largement ouverte du côté du nord, la partie désignée pour l'Hôtel-Dieu est au contraire soustraite à la chaude et bienfaisante influence du sud, au loin par la montagne Sainte-Geneviève, et c'est matériellement cette fois que Notre-Dame la couvrira de son ombre; cette disposition rend fâcheux le voisinage trop immédiat du fleuve qui la circonscrit et qui la baigne chaque soir d'une atmosphère humide.

Mais si l'emplacement choisi n'a pas une aération suffisante malgré les larges rues dont l'entoure le projet, il sera en revanche exposé aux bourrasques et plongé, comme la Cité, dans les courants d'air violents qui sillonnent les fleuves encaissés dans des vallées ou couverts sur leurs bords de deux rangées de maisons et d'édifices élevés.

L'emplacement choisi fût-il bon au point de vue de l'hygiène, il serait encore détestable au point de vue de l'économie hospitalière. Ce qui fait la supériorité des études médicales, mais ce qui fait aussi leur difficulté, c'est qu'elles comprennent les sujets qui sembleraient au premier abord devoir leur être toujours étrangers ; la question du prix de revient des hôpitaux appartient à l'hygiène hospitalière, comme l'ont très-bien compris tous ceux qui se sont occupés de la question. J'ai montré il y a deux ans à quel prix modique revenait en Angleterre un lit d'hôpital : 1,500 fr. à Glasgow, 4,000 fr. à Londres. Je serai bref aujourd'hui sur ce point ; mais je ne puis taire ce principe, qui certainement est le vôtre : Que le premier devoir de toute administration hospitalière est de soulager avec une somme fixée le plus grand nombre d'infortunes possible. Serait-ce suivre ce principe que de construire un hôpital où chaque lit reviendrait au moins à 30,000 fr., coûterait, en dehors du prix de l'entretien et de la nourriture des malades, 1,500 fr. de loyer annuel ? Ne serait-ce pas une déplorable et impardonnable dérision que de voir un lit d'hôpital coûter aussi cher de loyer qu'un appartement à Paris avec salon, salle à manger, chambre à coucher et cuisine ? Un tel projet exécuté avec le bien du pauvre, ou même avec l'argent qui pourrait être employé à soulager plus efficacement ses misères, serait une faute grave.

D'ailleurs, les raisons données par l'administration municipale n'ont aucune valeur pour ceux qui connaissent de près, comme vous les connaissez, les besoins de la population indigente de Paris.

L'ombre de Notre-Dame qu'on invoque est une raison toute de sentiment qui peut avoir sa valeur pour beaucoup d'institutions, mais qui ne saurait être invoquée dans le domaine tout matériel des choses de l'hygiène.

Le Bureau central, très-utile par les consultations, où l'on donne des conseils, mais surtout des appareils aux malades atteints de hernies, de varices, d'affections utérines, de déviation de la taille et des membres, est, au point de vue de la répartition des malades, d'une utilité au moins contestable, aujourd'hui que l'électricité peut mettre tous nos hôpitaux en communication directe les uns avec les autres.

L'espace choisi par l'administration municipale ne pourrait, sans compromettre gravement leur vie, renfermer plus de 400 malades, et le quartier de la Cité n'a guère besoin d'un grand hôpital, puisque, suivant toute apparence, la vieille Cité de Paris, concentrant dans son enceinte vide de ses citoyens tout ce qui représente les derniers progrès de la civilisation moderne, ne renfermera bientôt plus que la préfecture de police, le Palais de justice, une église, le tribunal de commerce, des prisons, la Morgue et quelques casernes.

La partie de Paris qui l'avoisine n'aurait guère besoin que d'un hôpital de secours, et l'emplacement occupé actuellement par les bâtiments de l'Hôtel-Dieu consacrés au service des femmes me paraît pouvoir être utilement employé à cet usage : quoique à peu de distance de l'endroit choisi par l'administration , ses conditions hygiéniques, sans être tout à fait à l'abri de la critique , sont toutes différentes et suffisamment bonnes. Un bâtiment unique , séparé de la Seine par des jardins , grâce à la suppression d'une rue devenue inutile , pourrait être construit presque sur l'emplacement actuel et renfermer 400 malades.

Il resterait, il est vrai , à créer un nouvel Hôtel-Dieu. Hôpital général , je voudrais le voir placé au dehors de Paris, près des bords de la Seine , dans les environs du bois de Vincennes ou de l'ancien parc de Bercy ; hôpital d'instruction, je voudrais voir reprendre pour lui, *mais par l'État* , le projet de déplacement et de reconstruction de la Faculté de médecine, et je ne puis m'empêcher de regretter qu'on ait employé à d'autres usages l'emplacement de l'île Louviers. Là, sur les bords de la Seine, dont l'eau , encore pure de souillures, coule claire et rapide ; exposé de toute part et sans obstacles aux salutaires rayons du soleil, sur un sol sec et salubre , à l'abri des courants d'air violents qui règnent peu sur un terrain découvert , ayant en face de lui les vastes jardins du Muséum , suffisamment éloigné des habitations par le grenier d'abondance et les terrains de la Bastille, on eût pu placer avec peu de frais un grand hôpital, soit général, soit d'instruction , dans des conditions presque aussi bonnes qu'à l'extérieur de Paris.

Quant au projet de l'administration municipale, je le trouve injustifiable et dangereux : injustifiable, car on ne peut invoquer aucune raison suffisante pour autoriser la création d'un hôpital de six cents lits au centre de la Cité ; injustifiable, car avec l'argent que coûterait un Hôtel-Dieu malsain et meurtrier, il est facile de créer au dehors de Paris quatre hôpitaux de quatre cents lits chacun ; dangereux, car il mettrait en péril la vie des malades ; dangereux, parce qu'en l'exécutant malgré l'avis contraire du corps médical, l'administration municipale assumerait sur elle la lourde responsabilité d'une mortalité qui serait son œuvre et qui, portant sur le pauvre, ne fait pas seulement couler des larmes, mais fait encore asseoir à son foyer le désespoir, la misère et la faim.